Saqib Abdullah
Faisal Nazeer

Encontros veterinários comuns na ponta dos dedos

Saqib Abdullah
Faisal Nazeer

Encontros veterinários comuns na ponta dos dedos

ScienciaScripts

Imprint

Cover image: www.ingimage.com

This book is a translation from the original published under ISBN 978-3-659-51238-4.

Publisher:
Sciencia Scripts
is a trademark of
Dodo Books Indian Ocean Ltd. and OmniScriptum S.R.L publishing group

120 High Road, East Finchley, London, N2 9ED, United Kingdom
Str. Armeneasca 28/1, office 1, Chisinau MD-2012, Republic of Moldova, Europe
Printed at: see last page
ISBN: 978-620-8-04511-1

Índice:

Capítulo 1

HORMÓNIOS:

GnRH (Hormona libertadora gonadotrófica)

Nome	Composição	Preparação	Taxa de dose
Conceito 2,5 ml	Buserelina Acetato	0,0042 mg/ml	2,5-5ml
Receptal	"	"	"
Delmeralina (frasco de 10 ml)	Acetato de lacerelina	25µg/ml	2-4ml

PG (Prostaglandina)

Delmazine	Cloprostinol Sódio	0,75mg/ml	2ml
Ciclomato	..	250µg/ml	2ml
Estromato	..	"	"

Lutalyse (Natural)	Dinoprost Prometamina	5mg/ml	5ml

FSH (hormona folículo-estimulante) = 50 unidades/vile fabricadas pela SIGMA.				
Estrogénio = Estilbestrol = Dipropionato 10mg/ml				
Stilbestrole	Vaca 10-25mg	S/G 2-5mg	Cabra 0,5-1mg	Égua 5-15 mg

Progesterona	25 ou 35 mg/ml	
	Taxa de dose	5-10ml
Oxitosina	10 UI/ml	

Penbiótico 5gramas	Procaína penicilina	Benzyle penicilina	Estrepmicina SO4
Compen 20%	Penicilina G 20%	Estreptomicina 20%	

Xylaz 2%	10ml para cavalo	Lignocaína 2% p/v	Adrenalina 0,0005% p/v

CIDR	Controlo da libertação interna do fármaco 1,38 g de progestatirona
PRID	Dispositivo intraviginal de libertação de progestatirona

Duração da luz do dia œ 1/M e Malatonina œ Escuridão

M œ GnRH para dias curtos e Mœ1/GnRH para dias longos Reprodutores

	Pró-estro	**Estrous**	**Metástrio**	**Diestro**
Vaca/Búfalo	3-4 dias	24 horas	4-5 dias	13 dias
Égua		5-7 dias		14-15 dias
Cabra	9 dias	9 dias		60 dias
S/G	2 dias	1-2 dias	3-5 dias	7-10 dias
	Touro	**Cão**	**Garanhão**	**Carneiro**
Volume de esperma.	5-8 ml	10 ml	60-100 ml	0,8-1,2 ml
Esperma/Eju.	$7x10^9$ ml	1.5	$9x10^9$	
Conc. de esperma	1,2x10 /ml^9		$130-150x10^6$	$2-3x10^9$

Possitive Feed Backs:

Progestirona	Bloqueia a GnRH e regula os receptores E2
Prolectina	Bloqueia a GnRH e reduz a capacidade reprodutiva e mantém a gravidez
Estradiol	
Dia 1-6	Sem resposta ao PG
Dia 6-17	Resposta máxima ao PG
Dia 10-11	Melhor resposta ao PG
Sem Relaxin	Em Pseudo-pragnância

QUISTO FOLICULAR	**CICLO LEUTEAL**
Rx: Dose dupla de GnRH em 7-11 dias	Rx: PGF_2 a para regressão de células leutinizantes
CÍSTICO CL	**PERSISTENTE CL**
Cl tem uma cavidade cheia de fluido, sem impacto patogénico, o nível de P_4 é normal	Cl pode persistir devido a qualquer razão Patho.ou Fisioterapeuta.

Libertação da Pituitária Anterior:FSH,LH,Prolectina,ICHS,Somatotropina

Libertação da pituitária posterior: Oxitosina, Vasoprassão, Malatonina

Libertação de prostaglandinas em todos os tecidos.

Capítulo 2

TESTES DE GRAVIDEZ:

1 Ensaio de deslizamento da membrana: Aos 45 dias. As paredes da utirina permanecerão nos dedos e no deslizamento da membrana fetal.

2 Teste das vesículas amnióticas: Aos 28-33 dias
3. teste de inchaço: Aos 4-5 meses

4 Teste de placentoma: Aos 60-70 dias

5 Martinismo livre: O ducto de Wollfian forma o sistema reprodutor masculino e o ducto de Mullerian forma o sistema reprodutor feminino, onde o colo do útero está sempre ausente e as vesículas seminais estão sempre presentes.

TEORIA 2-GONADOTRÓPICA:

De acordo com esta teoria, os receptores de FSH encontram-se nas células da granulosa e os receptores de LH encontram-se na tica interna. Quando a LH actua na Thica interna e a testosterona é libertada e difundida nas células da granulosa, a FSH liga-se às células da granulosa e este complexo converte a testosterona em estradiol.

PROGESTIRONA EM ESTRADIOL:

A enzima 17a hidroxilase transforma o P_4 EM 17a Oxy P_4 . A 17-20 desmolase actua no 17a hidroxil P_4 e transforma-o em endrostrndiona. A acomatase actua e transforma-se em estradiol.

SUCÇÃO: Libertação de prolectina pela sucção, pelo que a GnRH é suprimida e não é produzido calor.

ULTRA-SOM PARA:

Exame de gravidez, cálculos urinários, obstrução, piometra, Cl. lúteo, batimentos cardíacos, momento do feto.

FASES DE PARIÇÃO NA VACA

1ST ETAPA :(6-12 Horas)

Relaxamento, Dilatação, Featus adops bem posicionado, Corio-anantois entra no canal de parto.

2N D STAGE: (30-60 minutos) Contração, amnion entra na vagina, expulsão do feto

3rd FASE: (12 horas) Expulsão da placenta.

SINAIS DE PARTURIÇÃO:

1 . O ligamento sacro-isquiático relaxa.

2 A vulva é de grandes dimensões e segrega

3 O úbere é também de grandes dimensões.

4 Os animais ficam sem alimentação.

LIGAÇÕES DO LIGAMENTO SACRO-ISQUIÁTICO:

1.Lado lateral do sacro.**2**.1st 2 vértebras coxcegiais.**3**.Espinha isquiática.**4**.Tuber ischae.

SINAIS SEGUROS DE GRAVIDEZ:	SINAIS DE AJUDA À GRAVIDEZ
Placentomas	Fixar o colo do útero
Vesículas Emnióticas	Útero assimétrico
Feto	Cl no ovário
Membranas fetais	

Anestro: Não há folículofarmacêutico e não há forma Cl,Usar GnRH,não usar estradiol.

Princípio da máquina de ultrassom:

Eletricidade→ Transdutor U/Swaves Tecido→ Reflexão→ Transdutor→ Conversor→ Tubo catódico→ imagem do objeto.

ANECOIC→ Preto (folículo),**HYPOECOIC**→ Cinzento (Cl),**HEPERECOIC**→ Branco (Osso)

Duração da gestação dos animais:

Vaca	9Meses,9 dias	**Cervo**	210 dias
Búfalo	10 meses, 10 dias	**Raposa**	52 dias
Equinos	11Meses,11 dias	**Girafa**	420-450 dias
Burro	12 meses	**Hipopótamo**	225-250 dias

Cabra	2 meses, 2 dias	Kangroo	42 dias
Ovelha/Cabra	5 meses, 5 dias	Babuíno	187 dias
Gato	2 meses, 2 dias	Urso preto	210 dias
Elefante	22-24 meses	Bisonte	270 dias
Camelo	410 dias	Leão	108 dias
Gorella	257 dias	Estúpido	92-95 dias
Porco	112-115 dias	Tigre	105-113 dias
Lobo	60-68 dias	Zebra	365 dias
Baleia	480-590 dias	Rabanete	31-32 dias
Rato	19 dias	Champanzé	230-250 dias

ACTO DE PARTIDARIZAÇÃO:

Cabras→ Carneiros→ Ovelhas Partos→ Vacas/Bovinos.

Parição→ CadelaCubagem → LeãoImundício → Burro

PARTES DE OSCOXAE: Entalhe isquiático maior e menor,Tuber scralae,Tuber coxae,Tuber isquio, forame abturador, acetábulo.

Caso de piometra fechada: Anorexia, Tem=104.7

Rx:Inj:Ketoject 20ml,Inj:Stilbestrol 2ml SA,10ml LA IM,Inj:PGF_2 a2ml,

Inj:Oxytosin 2ml IM,Inj:encure-20, 4ml IM,Inj:Penbiotic 5 gm localmente,

Lavagem com solução salina normal

A OXITOSINA nos machos provoca contracções do epidídimo e liberta espermatozóides.

BCS EM DIFERENTES FASES:

Parto	3.5	Início da lactação	3
Pico de lactação	2.75	Lactação média	3
Lactação tardia	3.25	Secar	3.5
Seco	3.5		

TEM.ÍNDICE DE HUMIDADE E EFEITOS:

72-79	(Ligeira)$Respiração,Dilatação das veias,$Produção de leite
80-89	(Moderado)Salivação,$Resp.$ ingestão de água, $Produção de leite.$Temperatura corporal.
90-98	(Sever) Ofegar, salivação, $Tem. $Produto lácteo.Desconforto.
$98	(Perigo) Morte potencial de vacas.

Capítulo 3

PROTOCOLOS DE SINCRONIZAÇÃO

Protocolo OVISYNTH:

0 Dia	7th Dia	9th Dia
GnRH	PGF g2	GnRH

Protocolo SELECTSYNTH:

1st dia	11th dia	48 horas depois	18th dia	20th dia
PGF2g	PGF2g	GnRH	PGF2g	GnRH

Protocolo PG:

1st Dia	11th Dia	14th Dia
PG	PG	Deteção de calor e IA

CIDR:

1st Dia	6th Dia	7th Dia	$8\text{-}10^{th}$ Dia
CIDR	PG	Remover CIDR	Deteção de calor e IA

Capítulo 4

ANTIBIÓTICOS

PCQA=Penicilina, Ceflosporina, Quinolonas, Aminoglicosídeos

MTCS=Macrólitos, Tetraciclinas, Clorofenicol, Sulfonamidas

PCQA=Espectro largo, **MTCS=Espectro** estreito

PC=Bacteriocida, bloqueiam a síntese da parede celular.

Os QAMTCS são **bacteriostáticos**

Modo de ação:

Quinolonas=Bloqueiam a enzima DNA Gyrase (super enrolamento do DNA ou RNA apenas em procariotas e em eucariotas simples).

AT=são irmãos mais velhos, bloqueiam os ribossomas 50S

MC=são irmãos mais novos , Bloco de ribossomas 30S.

As sulfonamidas bloqueiam a enzima redutase, impedindo a formação de ácido fólico, uma vez que a redutase transfere o ácido tetra-hidrofólico para o di-hidrofoliácido e depois para o ácido fólico.

PENICILINAS:

1,2 e 3,4, se utilizados coletivamente, actuarão como de largo espetro,

CEFALOSPORINAS:

1. Penicilina G,Benzyle penicilina
2. Procaína penicilina
3. Amoxicilina
4. Ampicilina,
5. Amoxicilina+Ácido clavulânico

Tem quatro gerações:

Para G+,para G-,para G+&G- ambos,para tG+,|G-,e para espetro entendido de ambos G+ & G-

1ª Geração	2nd Geração	3rd Geração	4th Geração
C efradina (V alocef)	Cefaclor	Ceftaxime	Cefapyine
Cefalaxina (Keflex)	Ceclor	Cefatrxona	
		Cefazolina	
		Ceftiofer Na	

QUINOLONES:

O grupo mais seguro no ser humano, uma vez que os seus receptores se encontram nos ribossomas 30S e 50S e o ser humano tem

Ribossomas **40 S e 60 S**.

Enrofloxacina	

Livofloxacina	Em infusões para humanos e também na forma de comprimidos
Norfloxacina	
Ciprofloxacina	Mata tanto G+&G-, em infusões para humanos e também em forma de comprimido
Oxifloxacina	

Capítulo 5

AMINOGLICOSÍDEOS:

Neomysine	Gentamisina (bloqueia ambos os 50S&30S
Estreptomisina	Amicamisina
Quenamisina	Tobramisina
Teramisina	

MACROLYTE S: Os macrólitos são contra-indicados para utilização com qualquer outro medicamento.

Tilosina	Azitrimisina
Eritromisina	Clitramisina

TERRACICLINAS:

Oxitetraciclina	Doxiciclina
Minociclina	Tetraciclina

Clorciclina	

CLORFENICOL: o seu precursor é o **tianfenicol** (Tylopen)

Clorfenicol	Florfenicol
Amphenicol	

SULFONATOS:

Sulfadimadina	Sulfametoxazol (uthinol)
Sulfadiazina	Sulfamerazina
Sulfanelamida	

INDICAÇÃO PARA A UTILIZAÇÃO DE ANTIBIÓTICOS:

RESPIRATÓRIO SISTEMA PROBLEMAS	**GASTRO INTESTINAL PROBLEMAS:**	**REPRODUTIVO SISTEMA PROBLEMAS**	**URINÁRIA SISTEMA PROBLEMAS:**
Macrólitos	Penicilinas	Teramisina	Aminoglicosídeos,

	Sulfa	Aminoglicosídeos	Penicilinas
Ceflosporinas	Quinolonas	Sulfonamidas	Ceflosporinas

EQUINO RESP.PROBLEMAS:	**MUSCULAR BRUSAS E LESÕES:**	**OSSO ESQUELÉTICO DANOS:**	**NERVOSO SISTEMA PROBLEMAS:**
Penicilina	Penicilina	Ceflosporina	Aminoglicosídeos
Clorfenicol	Ceflosporinas	Penicilina	Penicilinas

MEDICAMENTOS DE ELEIÇÃO:

(Para HS, utilizar DOC **Sulphadimidine 150 mg/kg B.wt**.se não resultar, utilizar **Oxinil-RT**)

(O clorfenicol é **contraindicado** para problemas do sistema nervoso)

Capítulo 6

MASTITUS:

Amoxicilina>Quinolonas>Penicilina+Ceflosporina combinada>Penicilina+Aminoglicosídeo combinado.

A IVERMACTINA não é utilizada como antibiótico porque tem uma absorção muito lenta da s/c e é Não é eficaz em termos de custos. É utilizado como anti-protozonal. É obtido a partir de **Steptomysis Avermatalus.**

MEDICAMENTOS ANITPROTAZONAIS:

Oxitetraciclina para **parasitas do sangue**...

Penicilina para o TGI, uma vez que se produz um ambiente anaeróbio e podem ocorrer infecções por Colistridum, Salmonella e E. coli.

O DOC para a toxoplasmose é a **clindamisina** e o DOC para a anaplasmose é o **imizol**

A piprazina está a ser utilizada contra Cestodes, hepatofluorescências e lombrigas no Reino Unido.

Os vermes do coração são os maiores problemas na América e no Reino Unido.

Ivotec contém ivermactina+clorcilona, utilizado contra vermes redondos, parasitas externos e cestodes.

Pontos importantes sobre as doenças das aves de capoeira

Doença	**Etiologia**	**Pontos importantes**
Tuberculose aviária	Mycobacterium avium	Aves mais velhas geralmente afectadas, tubérculos em diferentes órgãos, osso da quilha proeminente, coloração ácido-rápida
Espiroquetose aviária	Borelia anserina	Temperatura corporal elevada. Diarreia aquosa e esverdeada Presença de Argas percicus, favo azulado, esplenomegalia
Infecções clostridiais		
Enterite necrótica	Cl. Perfringens	Diarreia de cor escura avermelhada que, por vezes, é confundida com coccidiose, aspeto de toalha turca
Enterite ulcerosa	Cl Colinum	Úlceras no intestino, diarreia aquosa

Gangrenoso dermatite	Cl.Septicum	Gases e fluido serosanguíneo sob a pele, área de gangrena sob a pele
Botulismo	Cl.Botulinum	Pescoço mole (paralisia flácida)
Salmonela **infecções**		
Doença de Pullorum	Salmonella Pullorum	Idade jovem, não móvel, específica do hospedeiro, diarreia branca calcária, pintos moles, abcesso da articulação do jarrete, núcleos cecais, 10-15% de ovos infectados. Transmissão horizontal + vertical.
Tifo aviário	Salmonella Gallinarum	Hospedeiro específico não móvel, diarreia de cor sulfúrea, aves em crescimento e adultas Fígado cor de bronze acobreado, 80-90% de ovos infectados Transmissão horizontal + vertical.
Paratifoide das galinhas	Salmonella typhimurium Salmonella enteritidis	Diarreia aquosa, móvel, não específica do hospedeiro , idade jovem, moldes cecais, nódulos tipo botão em

		intestino Transmissão horizontal + vertical .
Collobacilose	E.coli	Doença pan-sistémica móvel, septicemia por coli, coligranuloma, doença de Hjjarre em perus Camada de fibrina branca no coração, fígado, CCRD
Coriza infecciosa	Hemophilus Paragalinarum	Doença da URT, corrimento com mau cheiro dos olhos e das narinas, olhos pegajosos e lacrimejantes.

		(chorão) conjuntivite, sinusite, edema facial, cabeça inchada, crista e barbilhões inchados
Cólera aviária	Pastreulla multocida	Aves adultas, barbela inchada, edema da garganta. Diarreia aquosa esverdeada, posição encurvada, corrimento da boca Fígado de refeição de milho
Micoplasmose (CRD)	Mycoplasma gallisepticum	URT+ LRT, saculite aérea, exsudados caseosos nos sacos aéreos, aspeto espumoso dos sacos aéreos, meio de Frey, caldo PPLO, colónias de ovos estrelados, CCRD, osso da quilha em lâmina de barbear, transmissão horizontal + vertical.
Pneumonia das criadeiras	Aspergillus	Arfar, tubérculo miliar nos pulmões (cabeça de alfinete para

	fumigatus,aspergillus flavis	tamanho de ervilha) geralmente em idade de procriação
Candidíase (aftas)	Candida albicane	Úlcera na boca e no esófago, papo, tipo coalhada aspeto da cultura, cultura espessa
Micotoxicoses	Aflatoxinas ,ocratoxina,trichothesens etc	Atrofia dos órgãos imunitários (bursa, timo) pálido, inchado, hemorrágico fígado.hemorragias no corpo.camada de koilen facilmente descascada . Síndrome da coxa sangrenta, leucócitos preguiçosos síndroma
Coccidiose	E. acervulina	Específico do anfitrião, específico do sítio, ponto de referência
	E. morena	hemorragias no intestino (hemorragias de Frank),
	E. praecox	sangue no intestino os cecos ficam inchados com
	E. maxima E. mitis E. mivati E .necatrix	sangue. Diarreia com sangue.

	E. hagani **E.tenella**	
Cabeça preta (Histomoníase)	Histomonas meleagridis	Caracterizado por uma cabeça preta e necrótica circular lesões hepáticas (lesões em olho de boi)
Parasita interno de TGI das aves de capoeira	Cappilarea annulata ,cappilarea contorta (cappilaríase) Ascaradia galli (ascaríase) Davenia ,Rellitena (ténia)Hetarekis gallinarum	

Parasita interno do sistema respiratório das aves de capoeira	Syngamus trachea Verme da lacuna/ (Gap,syngamiasis) /Minhoca bifurcada/ Vermes em forma de Y	Traqueíte difusa ou focal, respiração ofegante, dispneia e abanar da cabeça devido ao bloqueio físico das vias respiratórias. Os sinais assemelham-se a laringotraqueíte

Nome da doença	**Agente causador**
Doença do novo castelo (Rani Khait)	Paramixovírus (ARN, vírus com invólucro)
Gripe aviária	Orthomyxovirus
Bronquite infecciosa	Vírus da bronquite infecciosa (vírus corona)
Larangiotraquite infecciosa	Vírus da larangiotraqueíte infecciosa (vírus do herpes)
Síndrome de hidropericárdio (doença de angara)	Vírus adeno
Varíola aviária	Vírus da varíola das galinhas
Hepatite de corpos de inclusão	Vírus adeno
Síndrome da queda do ovo	Vírus adeno
Doença de Marekes	Vírus da doença de Mareks

Leucose linfoide	Vírus do sarcoma da leucose

Deficiências de minerais e vitaminas

Nome do mineral/vitamina	**Principais caraterísticas**
Deficiência de cálcio	Ossos elásticos e borrachudos, costelas em forma de gota, raquitismo (gota e nefrose em caso de sobredosagem)
NaCl (dose excessiva)	Ascite
Deficiência de Fe (ferro)	Anemia microcítica hipocrómica
Deficiência de ácido fólico (Vit B9)	Anemia macrocítica hipocrómica
Deficiência de vitamina A	Xeroftalmia , pústulas brancas no esófago infertilidade
Vit B1 (Tiamina) def	Polineurite , postura de olhar para as estrelas
Vit B2 (Riboflavina) def	Paralisia do dedo do pé enrolado ,
Vit B3 (ácido nicotínico) def	Inflamação da língua e da boca (língua negra)
Vit D def	ovos de casca fina, bico mole, ossos elásticos, raquitismo
Vit E (tocoferol) def	Encefalomalácea, doença da galinha louca, hemorragias em cerebelo, bandas brancas nos músculos do peito

Alguns valores normais das aves de capoeira

Aves	Frequência cardíaca	Temperatura
Galinhas	350-470	105-110
Perus	200-280	104-106
Ganso	200	105-107
Codornizes	500-600	-

Pontos importantes sobre as doenças do gado:

Doença	**Etiologia**	**Sinais clínicos**
Febre aftosa (FA)	*Aftovírus*	Febre e vesículas (bolhas) nos pés e à volta da boca
Babesiose (Carraça, Gado Febre)	*Babesia bovis, B.* bigeminae *B. divergens*.	Muco pálido membrana, anemia, iterícia
Septicemia hemorrágica (SH)	*Pasteurella multocida*	Inchaço à volta do pescoço, dificuldade respiratória, espuma na boca
Leishmaniose (Kalazar, Febre catarral)	*Espécies de Leishmania*	Úlcera, nódulos e lesões na forma cutânea. Febre, anemia, distensão abdominal na forma visceral.

Paratuberculose	*Mycobacterium avium*	Diminuição da produção de leite, diarreia espessa, o pelo torna-se baço
Toxoplasmose	*Toxoplasma gondii*	febre, dor de cabeça, dor de garganta, linfadenopatia e erupção cutânea.
Antrax	*Bacillus anthracis*	Descarga sanguinolenta dos orifícios naturais.

Lista de doenças do cão

- Raiva
- Esgana canina
- Parvovírus canino
- Hepatite infecciosa canina
- Brucelose
- Doença de Lyme
- Tosse do canil
- Leshminíase
- Giardíase

Calendário de vacinação e desparasitação para ovinos e caprinos:

Doença(s)	Mês de vacinação
Antrax	fevereiro
Enterotoxemia	janeiro e julho
CCPP	maio e novembro
Dermatite pustulosa	abril e outubro
Varíola caprina	março e setembro
De desparasitação	De 3 em 3 meses

Calendário de vacinação e desparasitação para vacas e búfalos:

Vacina	Primário	Anualmente
FEBRE AFTOSA	6 a 8 semanas de idade	Sim
HS	6 meses	Sim
BQ	6 meses	Sim
Antrax	6 meses	Sim
Desparasitação		De 3 em 3 meses

Calendário de vacinação para cães:

Vacina	Vacina primária	Vacina do reforço
Raiva	12 semanas	1 ano após 1 dose[st]
Parvovírus	8-10 semanas	3-4 semanas após 1 dose[st]

Coronavírus	6 semanas ou mais	3-4 semanas após 1 dose[st]
Esgana canina	9 semanas	3 semanas após 1 dose[st]
Hepatite	8 semanas	4 semanas após 1 dose[st]

Todas as vacinas são repetidas anualmente.

Capítulo 7

TESTES PARA O DIAGNÓSTICO DE MASTITE

A mastite é reconhecidamente o problema global mais oneroso dos efectivos leiteiros/lactantes, causado por várias bactérias (Staphylococcus aureus, Streptococcus agalactiae, Streptococcuszooepidemics, Streptococcusfaecalis, Streptococcus pyogenes, Streptococcus dysgalactiae, Corynbacterium bovis, Corynbacterium pyogenes, Klebsiella Spp;, Salmonella Spp;Pseudotuberculosis, Mycobacterium bovis, Eschricia coli, Brucella abortus, Pasturella multocida, Leptospira Pomona, Pseudomonas pyocyaneus, etc.), vírus (estomatite vesicular, rinotraqueíte infecciosa, febre aftosa, infeção pelo vírus da varíola, etc.), fungos (Trichosporon Spp;Aspergillus Spp;, Candida Spp;, Cryptococcus neoformans, etc.), e Mycoplasma (Mycoplasma bovis, Mycoplasma bovigenetelium) que afectam todas as raças de vacas leiteiras, búfalos, ovelhas, cabras e cavalos, mas as vacas de alta produção, exóticas e de raças cruzadas são altamente susceptíveis a esta doença.

Trata-se de uma doença do úbere, caracterizada por alterações físicas, químicas e microbiológicas do leite e por alterações patológicas dos tecidos glandulares do úbere. B.Importância do diagnóstico da mastite:- Trata-se de uma doença de grande importância económica para os produtores de leite, uma vez que se estima que a mastite reduz o leite em 21 % e a gordura da manteiga em 25 % nos animais afectados (o leite do animal infetado é de qualidade inferior e em baixa quantidade), diminui o valor de mercado da vaca, o custo elevado dos medicamentos para o tratamento, e, do ponto de vista da saúde pública, este leite de qualidade inferior é impróprio para consumo humano e perigoso para a saúde, porque muitas doenças (tuberculose, brucelose, toxemia estafilocócica, estreptococos, escarlatina e gastroenterite, etc.) podem ser transmitidas através deste leite. Por conseguinte, é necessário rastrear o animal afetado da manada para tratamento ou abate atempados, uma vez que a doença é contagiosa por natureza e pode propagar-se a toda a manada.

TESTES INDIRECTOS BASEADOS NA PRESENÇA DE CÉLULAS SOMÁTICAS

O grau de reação entre o detergente e o ADN dos núcleos celulares é uma medida do número de células somáticas no leite.

Teste de Surf Field Mastitis (SFMT)

No SFMT, adiciona-se 1 ml de solução de surf a 3% (3 g de surf dissolvidos em 100 ml de água destilada) a 1 ml de leite. Colocar quantidades iguais de reagente a 3% e de leite na pá ou no recipiente. A mistura é agitada durante cerca de 1 minuto e depois examinada visualmente para detetar a presença de pequenos flóculos e gel. Em caso de mastite positiva, ocorrerá a formação de gel e a gravidade da mastite depende da consistência do gel. Negativo = 2, 00,000 SCC depois não há formação de gel Traços = 150,000 - 5, 50,000 SCC a formação de gel durante alguns segundos. 1+ = 4, 00,000 - 15, 00,000 SCC depois formação de gel após 20 seg. (flocos pontiagudos). 2+ = 80, 00,000 - 50, 00,000 SCC o leite transforma-se em gel, alguns permanecem fluidos 3+ = >50, 00,000 SCC depois todo o leite se transforma em gel.

(2). Teste do lado branco: - Este teste depende do aumento do teor de leucócitos do leite. Colocam-se 5 gotas de leite numa placa de vidro pintada de preto. Em seguida, adicionam-se 2 gotas de NaOH a 4%. Agita-se rapidamente com um cabo de vassoura durante 20-25 segundos. No caso agudo positivo, a mistura torna-se espessa e viscosa; no caso crónico, observam-se flocos brancos.

California Mastitis Test (CMT):-

Reagente de teste: Hidróxido de sódio - 1,5g Teepol (Shell Chemical) - 0,5ml Azul de Bromotimol - 0,01g Água destilada - 100ml Este teste baseia-se no aumento da contagem de leucócitos e no aumento da alcalinidade da amostra de leite. Esta alteração deve-se aos exsudados inflamatórios (leucócitos) e ao aumento do teor de sais básicos (alcalinidade). Procedimento: O leite é retirado diretamente para a câmara da pá de plástico com quatro câmaras. Em seguida, adiciona-se o reagente de teste na mesma proporção a cada câmara. O leite e o reagente são rodados por movimentos da pá e a reação é observada imediatamente. A amostra de leite positiva torna-se azul-esverdeada devido à alcalinidade. Devido à presença de um maior número de leucócitos, forma-se um precipitado ou gel. Leitura Pontuação CMT Contagem média de células somáticas no leite Sem espessamento da mistura Negativo (sem mastite) 100.000 Ligeiro espessamento da mistura. Os vestígios de reação parecem desaparecer com a rotação contínua da pá. Vestígio (de mastite) 300.000 Espessamento nítido da mistura, mas sem tendência para formar um gel. Se a palheta CMT for rodada durante mais de 20 segundos, o espessamento pode desaparecer. Classe 1 (mastite ligeira) 900.000 Espessamento imediato da mistura, com uma ligeira formação de gel. À medida que a mistura é agitada, move-se em direção ao centro do copo, expondo o fundo do bordo exterior. Quando o movimento pára, a mistura nivela-se e cobre o fundo do copo. Classe 2 (mastite grave) 2.700.000 Forma-se um gel e a superfície da mistura fica elevada (como um ovo estrelado). O pico central permanece projetado mesmo após a paragem da rotação da pá CMT. Classe 3 (mastite muito grave) 8.100.000 Princípio e procedimento com tiras de papel indicador Pode obter-se uma estimativa aproximada do pH utilizando tiras de papel impregnadas com um indicador. As tiras de papel tratadas com púrpura de bromocresol e azul de bromotimol podem ser utilizadas como testes de rastreio do leite. As tiras indicadoras de púrpura de bromocresol mudam de amarelo para púrpura entre pH 5,2 e 6,0, enquanto os papéis indicadores de azul de bromotimol mudam de amarelo palha para verde azulado entre pH 6,0 e 6,9.

Teste do púrpura de bromocresol:-

Este teste é aplicado para a deteção de mastite com base na alteração do pH do leite. 2-3 gotas de solução de púrpura de bromocresol a 0,9% são adicionadas a 3 ml de leite. Após a adição da solução, o leite normal apresenta-se amarelo, enquanto o leite com mastite se apresenta azul ou púrpura. (2). Teste de Hotis: - Este teste ajuda a detetar a presença de Streptococcus agalactiae. O Streptococcus agalactiae fermenta a lactose do leite, tornando-o ácido. Assim, o indicador Púrpura de Bromocresol torna-se amarelo. 0,5 ml de solução aquosa de Púrpura de Bromocresol a 0,5% é misturado com 9,5 ml de leite num tubo de ensaio estéril. Mistura-se bem e incuba-se a 37®C durante 24 horas. O Streptococcus agalactiae, se presente no leite, produzirá colónias amarelo canário ao longo do lado do tubo de ensaio.

Teste do azul de bromotimol:-

Este é um teste indicador de pH, depois de adicionar o leite com azul de bromotimol, desenvolvem-se cores diferentes devido a alterações no pH do leite. O pH normal do leite é de 6,4 a 6,8 e é isotónico com o plasma sanguíneo. Na mastite, durante o final da lactação e o período seco, a concentração de lactose e caseínas no leite é reduzida, enquanto o cloreto de sódio e o bicarbonato de sódio passam para os alvéolos a partir do plasma para manter a isotonicidade, pelo que, nestas situações, o leite se torna alcalino com uma maior quantidade de cloretos (Galdhar et al 2005). Posteriormente, o teste tem sido amplamente utilizado no diagnóstico da mastite. Para este cartão de BTB, o papel de teste pode ser preparado no laboratório a partir de papel de filtro Whatman n.º 1. O cartão de diagnóstico pode ser preparado adicionando uma gota de solução de teste BTB (1,6 g de azul de bromotimol em 100 ml de etanol) em 4 pontos diferentes do papel e indicados como frente esquerda (LF), traseira esquerda (LH), frente direita (RF) e traseira direita (RH). Colocar uma gota do leite suspeito diretamente no local e observar a mudança de cor. A mudança de cor pode ser classificada como "(verde pálido), ou seja, quarto normal, e "+" , "++" , "+++" (de acordo com a mudança de cor de verde moderado para verde escuro). A única desvantagem deste teste é que as vacas em lactação tardia e no período seco podem dar uma reação falsa positiva. Outros testes indirectos (1). Teste da catalase: - A catalase está presente em todas as células vivas. Os leucócitos contêm uma quantidade maior desta enzima. A determinação da catalase dá uma boa indicação da presença de leucócitos. Na infeção do úbere, o número de leucócitos aumenta no leite, pelo que a determinação da catalase indicará a presença ou ausência de infeção. A quantidade de catalase presente é determinada pela capacidade de decompor o peróxido de hidrogénio (H2O2) em oxigénio e água. Para este teste, é utilizado 1% de H2O2. Reação: 2H2O2 + Catalase = 2H2O + O2 (2). Teste de Cloreto: - Este teste demonstra a presença de uma quantidade aumentada de cloreto no leite com mastite. O teor normal de cloreto no leite é de 0,08-0,14 g, mas na mastite, devido à presença de exsudados inflamatórios, o teor de cloreto aumenta. O teste é o seguinte: Solução

A: Nitrato de prata = 1,3415 gm Água destilada = 1000ml. A solução deve ser conservada num frasco de cor âmbar. Solução B: Cromato de potássio = 10 gm Água destilada = 100ml. Procedimento: 1. Colocar 1 ml de leite num tubo de ensaio. 2. Adicionar 5 ml da solução A. 3. De seguida, adicionar 2 gotas da solução B à mistura. 4. A mistura deve ser bem misturada, invertendo o tubo.

Interpretação: Uma cor amarela indica mais de 0,14 % de cloreto no leite e uma cor vermelha acastanhada indica menos do que a quantidade acima referida. A reação pode ser deduzida da seguinte forma AgNO3 + Cloreto de Leite = AgCl-PPT A cor amarela é devida ao Cromato de Potássio. Se a quantidade de cloreto for igual ou inferior a 0,14%, o nitrato de prata não será totalmente utilizado. Neste caso, a reação terá lugar com a adição de Cromato de Potássio. AgNO3 + K2CrO4 = Ag2CrO4 (cromato de prata vermelho acastanhado) A cor vermelha acastanhada indica um resultado negativo.

Capítulo 8

Teste direto

Contagem de células somáticas:-

As células somáticas são as células epiteliais e os leucócitos que descem para o leite durante as infecções do úbere. A contagem de células somáticas (CCS) do leite de uma vaca saudável é de 200.000 / ml e um aumento de 100.000 células (300.000 células / ml) significa que o leite é de uma vaca mastática. O impacto na saúde varia muito em função da contagem de células somáticas, uma vez que um aumento de 100.000 CCS / ml no leite leva a um valor de CCS de 400.000 a 500.000, o que resulta numa redução de 25% na produção de queijo. Importância da Contagem de Células Somáticas:- A Contagem de Células Somáticas (CCS) fornece três funções importantes: 1.

Monitorização da prevalência de mastite em vacas leiteiras. 2. Atuar como indicador de leite cru em todos os processos. 3. Atuar como indicador do estado higiénico do leite numa exploração leiteira.

Procedimento de determinação da CCS / ml de leite

1. Pegue numa lâmina limpa e divida-a em dois quadrados de 1 cm2 com a ajuda de um lápis de diamante.

2. Colocar 10^1 (0,01ml) de leite em cada área e deixar secar ao ar.

3. Em seguida, colocar a lâmina em xileno durante 2-3 minutos para desengordurar.

4. Após a desengorduramento, deixar a lâmina secar ao ar novamente e, em seguida, fixar o esfregaço com etanol a 95% durante 5 minutos. Após a fixação, deixar a lâmina secar ao ar e, em seguida, corar com uma solução de Giemsa a 10 % durante 30 minutos.

5. Lavar agora com água da torneira e observar com uma lente de imersão em óleo (100X) do microscópio e efetuar a contagem de leucócitos.

6. Observar 10 campos num quadrado e contar o número de células em cada campo Em seguida, adiciona todos os números de células obtidos nos 10 campos e divide por 10 para obter o número médio de células em cada campo.

7. Em seguida, multiplica-se o número médio de células por 5000, uma vez que uma área de 1 cm2 tem 5000 campos. Este é o número de células em 0,01 ml de leite. Para

o converter em ml, multiplique o número de células em 0,01 ml por 100, o que dará o número de células por ml de leite (que pode ser obtido diretamente multiplicando o número médio de células por 500000).

8. 0-200.000 células por ml de leite é considerado normal e mais do que isso é considerado positivo.

9. Mais de 500.0000 células por ml de leite é considerado como mastite +++.
Interpretação dos resultados para

Contagem de células somáticas / ml de leite CCS /ml de leite % de quartos afectados
300.000 6,2 400.000 12,8 750,000 24.3 1000,000 32.6

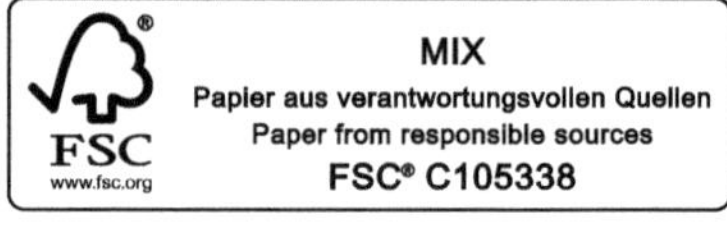

Printed by Books on Demand GmbH, Norderstedt / Germany